BEI GRIN MACHT SICH IHR WISSEN BEZAHLT

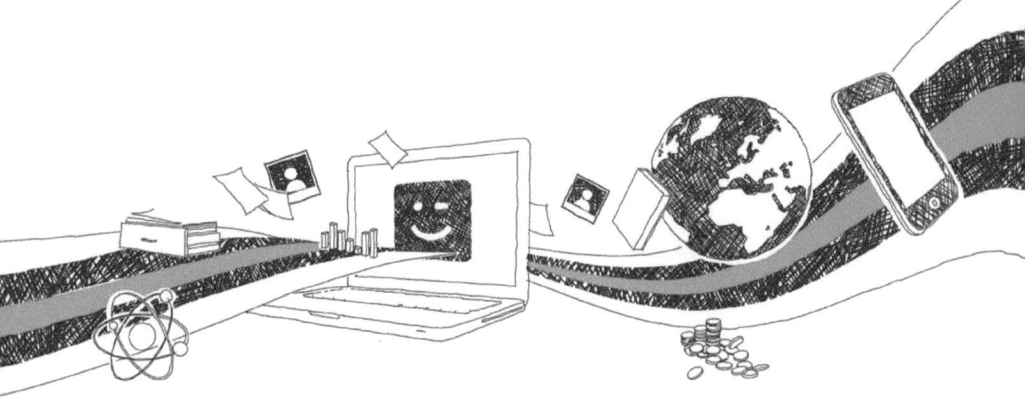

Anna Hudalla

Systemergonomie. Die Konzeption eines Innovationslabor in den Gesundheitswissenschaften

GRIN Verlag

Bibliografische Information der Deutschen Nationalbibliothek:

Die Deutsche Bibliothek verzeichnet diese Publikation in der Deutschen National-
bibliografie; detaillierte bibliografische Daten sind im Internet über http://dnb.d-
nb.de/ abrufbar.

Impressum:

Copyright © 2013 GRIN Verlag GmbH
Druck und Bindung: Books on Demand GmbH, Norderstedt Germany
ISBN: 978-3-656-54723-5

Dieses Buch bei GRIN:

http://www.grin.com/de/e-book/264766/systemergonomie-die-konzeption-eines-
innovationslabor-in-den-gesundheitswissenschaften

GRIN - Your knowledge has value

Der GRIN Verlag publiziert seit 1998 wissenschaftliche Arbeiten von Studenten, Hochschullehrern und anderen Akademikern als eBook und gedrucktes Buch. Die Verlagswebsite www.grin.com ist die ideale Plattform zur Veröffentlichung von Hausarbeiten, Abschlussarbeiten, wissenschaftlichen Aufsätzen, Dissertationen und Fachbüchern.

Besuchen Sie uns im Internet:

http://www.grin.com/

http://www.facebook.com/grincom

http://www.twitter.com/grin_com

Technische Universität Berlin

Institut für Arbeitswissenschaft und Produktergonomie

Seminar: Arbeitssystem Krankenhaus - Systemergonomie

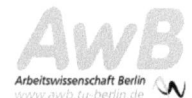

Wintersemester 2012/2013

Abgabedatum: 31.03.2013

ARBEITSSYSTEM KRANKENHAUS - SYSTEMERGONOMIE

INNOVATIONSLABOR

Inhalt

1 Einleitung

In der vorliegenden Arbeit ist ein Elevator-Pitch für ein Innovationslabor, das Inno 360°, für die Gesundheitswirtschaft verschriftlicht. Ein Elevator-Pitch ist eine Kurzpräsentation, die durch einen kurzen Überblick zum Produkt oder zur Dienstleistung begeistern und überzeugen soll. Hinter dem Elevator-Pitch, also dem „Fahrstuhl-Verkaufsgespräch", steht die Idee, jemanden innerhalb einer kurzen Zeit, zum Beispiel einer Fahrstuhlfahrt, mittels von wichtigen Eckdaten und prägnanten Bildern für das Produkt oder die Dienstleistung einzunehmen. Da die Zeit zu begrenzt ist, um alle Daten, Zahlen und Fakten zu nennen, ist es beim Elevator-Pitch besonders wichtig auch die emotionale Seite des Zuhörers anzusprechen. Gelingt dies, ist das Interesse geweckt und er ist bereit sich zu einem späteren Zeitpunkt ausführlicher mit der Idee zu beschäftigen, dann allerdings mit einer positiven Grundeinstellung, die der Elevator-Pitch aufgebaut hat (Rupp, 2009).

Das beschriebene Innovationslabor beschäftigt sich mit der Verbesserung von Prozessen im Gesundheitswesen. Es besteht ein großer Bedarf an kreativen Lösungen, die die Arbeit im Gesundheitssektor erleichtern, denn dieser ist von Zeit- und Kostendruck geprägt und in komplizierte Verwaltungsstrukturen eingebettet. So bietet es sich an Informations- und Prozesslösungen durch den Einsatz von Interdisziplinarität und Wissenstransfer zu gestalten. Ein Innovationslabor eignet sich gut, um die vorhandenen Probleme im Gesundheitssektor angemessen und nachhaltig zu lösen.

Im Folgenden wird genauer auf die Situation eingegangen, in der sich die Gesundheitswirtschaft befindet. Es werden strukturelle Probleme und Optimierungsbedarfe herausgearbeitet, die insbesondere im Krankenhaus vorliegen. Es ergeben sich neben konkreten Aufgaben auch Rahmenbedingungen, auf die sich das Innovationslabor einstellen muss, um effektiv arbeiten zu können.

Anschließend wird das methodische Vorgehen erläutert, mit dem das Innovationslabor inhaltlich ausgearbeitet worden ist.

Darauf folgt die Beschreibung des Konzepts für das Innovationslabor. Seine Grundstruktur, die „Boxenstopp-Methode", wird erläutert aus der unter anderem deutlich wird, dass dem Auftraggeber die Verantwortung für den Ablauf der Optimierung vom Innovationslabor abgenommen wird, um die Verbesserung nicht zu einer zusätzlichen Belastung für die Belegschaft werden zu lassen, und so mögliche Skepsis bei den Mitarbeitern zu beheben. Nachdem auf die Informationsbeschaffung und die Finanzierung des Labors eingegangen worden ist, werden die Methoden mit denen das Innovationslabor arbeitet und das fachliche Wissen des Innovationslabors dargestellt.

Den letzten Teil der Arbeit stellt die Diskussion dar. Das Labor wird von anderen Innovationslaboren dieser Branche abgegrenzt, wobei auch Vorschläge zur Erweiterung des Konzepts genannt werden. Das Konzept wird auf seine Durchführbarkeit geprüft und seine Stärken und Schwächen werden bewertet.

2 Situation und Rahmenbedingungen

In diesem Kapitel wird die Situation beleuchtet, in der sich die Gesundheitswirtschaft und insbesondere die Krankenhäuser befinden. Daraus ergeben sich verschiedene Rahmenbedingungen, auf die das Innovationlabor eingehen muss, um die Bedürfnisse der Krankenhäuser optimal zu bedienen.

2.1 Finanzielle Situation der Krankenhäuser

Seit dem Jahr 2004 ist die finanzielle Situation von Krankenhäusern durch die Einführung von diagnosebezogenen Fallpauschalen (DRGs) geprägt. Sie haben das alte Abrechnungssystem mit Tagessätzen abgelöst, um stärkere Anreize für eine wirtschaftliche Behandlung zu setzen. Die Leistung des Krankenhauses wird nun über eine Pauschale vergütet, die sich nach der Haupt- und den Nebendiagnosen des Patienten richtet. Gelingt es dem Krankenhaus die Kosten für die Behandlung unter dem DRG-Pauschalbetrag zu halten, so erzielt es Gewinne. Damit die Wirtschaftlichkeit des Krankenhauses gewährleistet ist, dürfen umgekehrt nur bei wenigen Patienten die Behandlungskosten über der Vergütungspauschale liegen. Daraus resultiert ein hoher finanzieller Druck auf die Krankenhäuser. Auch der demographische Wandel, der technische Fortschritt und der Rückgang öffentlicher Mittel für Investitionen führen dazu, dass 15% der deutschen Krankenhäuser von der Insolvenz bedroht sind. In vielen Krankenhäusern wachsen die Kosten durch Gehälter und höhere Energiepreise schneller als die Einnahmen. Auf der anderen Seite erwirtschaftet nur die Hälfte der Krankenhäuser ausreichende Gewinne, um die Unternehmenssubstanz zu erhalten (Ärzteblatt, 2012).

Für das Innovationslabor bedeutet das, dass die Kosten für die Optimierung möglichst gering gehalten werden müssen. Da eine Reduzierung der Behandlungskosten die einzige Einnahmemöglichkeit für die Krankenhäuser ist, sollte das Innovationslabor vor allem an diesem Punkt ansetzen. Das Krankenhaus profitiert besonders von der Prozessoptimierung, da hier viel Einsparpotential vorliegt, zum Beispiel können redundante Verwaltungstätigkeiten durch eine angepasste Kommunikation eliminiert werden. Andererseits muss nicht direkt an der Patientenbehandlung gespart werden, sodass die korrekte medizinische Versorgung weiterhin gewährleistet ist und vom Kostendruck entlastet werden kann.

2.2 Personalstrukturen im Krankenhaus

2.2.1 Arbeitszeiten des medizinischen Personals

Da das medizinische Personal einen hohen Kostenfaktor für ein Krankenhaus darstellt, sind die Stationen sparsam mit Ärzten und Pflegepersonal besetzt. Die Arbeit der Ärzte hat sich durch verkürzte Liegezeiten, einen zunehmenden Anteil von Verwaltungstätigkeiten und steigende Fallzahlen in den letzten Jahren verdichtet (Rosta, 2006). Gleichzeitig arbeiten Klinikärzte in Berlin durchschnittlich 57, 8 Stunden, wenn die Bereitschaftsdienste mitgerechnet werden (Sagebiel, 2002). Ohne Bereitschaftsdienste beträgt die durchschnittliche werktägliche Arbeitszeit eines Arztes 9,9 Stunden, wobei 52,3 % der Vollzeitbeschäftigten über zehn Stunden täglich arbeiten. Nur 15 % der vollzeitbeschäftigten Ärzte arbeiten weniger als neun Stunden täglich, was einer üblichen Vollzeitbeschäftigung entspricht. Neben dem breiten Aufgabenspektrum müssen Ärzte also auch eine deutliche zeitliche Mehrarbeit leisten und werden durch häufige Bereitschaftsdienste (im Schnitt 6,7 im Monat) sehr stark belastet (Rosta, 2006).

Die tatsächliche Arbeitszeit der Krankenpfleger weicht nicht so stark von der vereinbarten ab, wie es bei Ärzten der Fall ist. Dennoch arbeiten Pflegerinnen wöchentlich 43 Stunden, wobei vertraglich 39 Stunden vereinbart sind, bei Männern liegt das Verhältnis bei 44 Stunden zu 40 Stunden (Fuchs 2008). Der Arbeitsaufwand eines Pflegers ist ebenfalls sehr hoch. So kann es vorkommen, dass Arbeiten wie die zur Pflege dazugehörige Dokumentation erst nach mehreren Stunden erfolgen. Dadurch wird die Dauer der Dokumentation verlängert, weil der Pfleger sich den Fall in Erinnerung rufen muss und die durchgeführten Tätigkeiten rekapitulieren muss. Außerdem steigt die Fehleranfälligkeit, wenn die Dokumentation zeitverzögert erstellt wird.

2.2.2 Fachkräftemangel

Die Gesundheitsbranche ist schon heute von einem ärztlichen Fachkräftemangel betroffen, der sich im Verlauf der Zeit noch weiter zuspitzen wird (Fischer, 2013). Bedingt ist dieser durch eine hohe Fluktuation der Ärzte und die alternde Belegschaft. Werden zum heutigen Zeitpunkt keine Personalmaßnahmen getroffen, würde sich der Personalbestand in den Krankenhäusern in den nächsten zehn Jahren auf die Hälfte reduzieren. In Bereichen wie der Anästhesie können schon in zwei Jahren 25% der Mitarbeiter fehlen. Damit wäre die volle Funktionsfähigkeit von OP und Intensivstation nicht mehr gedeckt (Schmidt, 2011). In einer Studie des TDS Instituts für Personalforschung geben 68% der befragten Krankenhäuser an, Probleme bei der Neubesetzung von Stellen zu haben. Besonders Krankenhäuser in ländlichen Gegenden liegen, sind stark von dem Problem betroffen. 81 % haben Schwierigkeiten offene Stellen zu besetzen. Die Bewerberzahlen in allen Hierarchieebenen vom Assistenz- zum Chefarzt sind zu gering (Fischer, 2013).

Um dies zu verhindern sollte Personalentwicklung angewandt werden. Dazu gehören Aus-, Fort- und Weiterbildungen, sowie annehmbare Rahmenbedingungen der Arbeit. Unterdeckungen müssen früh erkannte werden, um mit gezielter Personalentwicklung dem Kompetenzverlust entgegenzuwirken (Schmidt, 2011). Eine wirksame Maßnahme gegen den ärztlichen Fachkräftemangel wäre die Bereitstellung von mehr Studienplätzen, was zur Folge hätte, dass der Numerus Clausus für Studienanfänger sinken würde. Da dies jedoch außerhalb des Kompetenzbereichs eines Innovationlabors lieg, muss sich stärker auf weiteren Faktoren fokussiert werden, wie der Entlastung der Ärzte von bürokratischen Tätigkeiten, damit mehr Zeit für die Patienten zur Verfügung steht (Fischer, 2013).

Auch im Bereich der Pflege liegt ein Fachkräftemangel vor, auch wenn dieser weniger gravierend ist, als im ärztlichen Bereich. Er ist auf eine unzureichende Qualifikation und Anzahl der Bewerber zurückzuführen. 29 % der Krankenhäuser rekrutieren bereits ausländische Pflegekräfte um die Versorgungslücke zu schließen. Eine höhere Entlohnung, sowie ein attraktives Berufsbild, das Arbeit und Familie vereint werden als Gegenmittel zum Fachkräftemangel gesehen. Auch muss die Abwanderung der Pflegekräfte in andere Arbeitsbereiche reduziert werden Im Verwaltungsbereich liegt kein Fachkräftemangel vor (Fischer, 2013).

2.2.3 Personalentwicklung

Die medizinische Fortbildung genießt in Krankenhäusern einen hohen Stellenwert, sodass neues Wissen schnell in den medizinischen Arbeitsablauf integriert wird. Das sieht bei der Personalentwicklung als Führungsinstrument anders aus. Obwohl der Sinn von Personalentwicklung nicht angezweifelt wird, wird sie im realen Handeln des Managements oft als reiner Kostenfaktor angesehen und bei ökonomischen Schwierigkeiten schnell abgebaut (Jung, 2009). Da die

Arbeitsauslastung der Krankenhausmitarbeiter so hoch ist, müssen Strukturfortbildungen und Workshops oft außerhalb der Arbeitszeiten stattfinden, was für die Akzeptanz der Maßnahme nicht förderlich ist.

2.2.4 Interprofessionelle Beziehungen im Krankenhaus

Durch die Unterschiedlichen Interessen von Ärzten, Pflegern und der Administration wird das Management von Behandlungsprozessen zusätzlich erschwert. Ärzte und Pfleger haben zwar in der Patientenversorgung das gleiche Ziel, durch ihre verschiedenen Wissens- und Kompetenzfelder fehlt es ihnen jedoch oft an einem gemeinsamen Bezugsrahmen (Jung, 2009). Besonders wenn in den Kliniken oder Abteilungen die Zuständigkeiten an den Schnittstellen nicht eindeutig sind, kommt es schnell zu Konflikten im Team. Die Atmosphäre spannt sich immer weiter an, wenn die Ursachen nicht behoben werden, sodass die Situation selbst wegen Kleinigkeiten eskalieren kann (Hibbeler, 2011). Eine Studie der Bundesanstalt für Arbeitsschutz und Arbeitsmedizin zum Thema „Arbeitsbedingungen im Krankenhaus" stellte folgende Aspekte der Zusammenarbeit aus Sicht der Angestellten als besonders Relevant vor: das gegenseitige Vertrauen und die Wertschätzung von Ärzten und Pflegern als auch die Bereitschaft sich zu helfen wurden neben einer guten Arbeitsatmosphäre als bedeutsam genannt. An der Zusammenarbeit wurde besonders das mangelnde Einfühlungsvermögen in die Situation der anderen Berufsgruppe bemängelt. Die jeweils andere Berufsgruppe sei bei Notwendigkeit nicht verfügbar und die Organisation der Arbeitsabläufe auf der Station würde der Situation nicht gerecht werden (Bartholomeyczik, 2008). Aus den Ansprüchen an eine Zusammenarbeit wird klar, dass ein Paradigmenwechsel stattfindet. So verlässt der Arzt den Status des „Gottes in Weiß" hin zum Teamplayer. Eine stille Kommunikation mittels schriftlicher Anweisungen reicht nicht aus um das derzeitige Arbeitspensum reibungslos, schnell und effektiv zu bewältigen. Für Erfolge und vor allem Zufriedenheit müssen die Berufsgruppen stärker in einen Dialog treten.

Das Verhältnis von Verwaltung zum medizinischen Personal ist regelrecht von kontraproduktivem Konkurrenzdenken geprägt (Jung, 2009). Die Administration arbeitet stark mit wirtschaftlichen und bürokratischen Kategorien, die beim medizinischen Personal auf wenig Akzeptanz und Unwillen stoßen. Die Bereitschaft die Vorgaben der Verwaltung zu erfüllen ist seitens der Ärzte und Pfleger gering.

Durch die mangelnde Zusammenarbeit der drei Berufsgruppen wird die Entwicklung eines schlanken Prozessmanagements gehemmt.

2.3 Prozesse im Krankenhaus

Betrachtet man die Prozesse im Krankenhaus, so wird deutlich, dass keine übergeordnete Herangehensweise zur Sicherung von Qualität und interdisziplinärer Nachhaltigkeit vorhanden ist (Jung, 2009). Die Strukturen sind durch eine funktionsorientierte Sicht geprägt, sodass sich die einzelnen Bereiche des Krankenhauses darauf konzentrieren ihre Leistung zu erbringen. Es fehlt jedoch eine patientenbezogene Sicht, die den ganzen Behandlungsprozess begleitet. Dem entsprechend findet eine Optimierung nur bezogen auf die einzelne Organisationseinheit statt und endet beim Übergang zwischen den Bereichen (Reichert, 2000). Hier liegt Handlungsbedarf vor, den das Innovationslabor für sich nutzen kann.

Die Prozesse sind nicht designt worden, sondern sind aus dem Klinikalltag heraus gewachsen. Redundanzen und Fehleranfälligkeit sind die Folge. Ärzte werden in ihrer Ausbildung nicht auf Führungsaufgaben vorbereitet. Das begründet einen Mangel an Managementkompetenzen in den Führungsebenen. So bemängeln 63 % der Mitarbeiter nach einer Studie des Centrums für Krankenhausmanagement aus dem Jahre 2003 die Kommunikations- und Moderationsfähigkeiten ihrer Vorgesetzten (Eiff v., 2003).

Soll mit Ärzten im Rahmen einer Prozessoptimierung an Managementkompetenzen gearbeitet werden, so muss sich die Herangehensweise an das vorhandene Wissen anpassen. Besonders im Bereich der Kommunikation ist es wichtig, dass beide Parteien (Arzt und Innovationslabor) eine gemeinsame Wissensbasis haben, auf die aufgebaut werden kann.

2.4 Zusammenfassung der Aufgaben für ein Innovationslabor

Aus dem hohen Arbeitsaufwand des medizinischen Personals und den Fachkräftemangel ergibt sich die Notwendigkeit die Ärzte und Pfleger weitestgehend von bürokratischen Tätigkeiten zu entlasten. Durch eine Optimierung der Prozesse kann das Innovationslabor außerdem die Arbeit des medizinischen Personals verdichten und effizienter gestalten.

7

Im Rahmen der Personalentwicklung sollte es zu einer Attraktivitätssteigerung der Pflegeberufe kommen. Auch die Arztstellen in ländlichen Gegenden sollten attraktiver werden. Das Labor muss jedoch bei seiner Arbeit das geringe Budget der Krankenhäuser für Maßnahmen wie Personalentwicklung berücksichtigen.

Eine der größten Aufgaben für das Innovationslabor besteht darin eine patientenbezogene Sicht auf die Prozesse im Krankenhaus herzustellen. Damit würde sich die Kommunikation zwischen Ärzten und Pflegern erleichtern in dem ihnen ein gemeinsamer Bezugsrahmen gegeben würde. Auch die Übergänge der Behandlungsstationen sind häufig mühsam und sollten besser gestaltet werden. Unbefriedigend ist bisher auch das Zusammenspiel der Krankenhausverwaltungen und der Ärzte, hier besteht großer Handlungsbedarf.

Bei allen Maßnahmen, die das Innovationslabor gestaltet sollte Berücksichtigt werden, dass Ärzte keine Managementausbildung genossen haben. Auch wenn sie sich Managementkompetenzen erarbeitet haben, so muss sich die verwendete Sprache und Methodik des Labors dem anpassen.

3 Methodisches Vorgehen

Nach der gemeinsamen theoretischen Einführung in die Hintergründe und Zusammenhänge der unterschiedlichen Stakeholder im Gesundheitswesen erfolgte die Konkretisierung der Fragestellung im Seminarkontext. Im Anschluss folgten individuelle Gruppenarbeitsphasen in denen das folgende Konzept erarbeitet wurde.

In dem ersten Schritt wurden verschiedene Kreativitätstechniken angewendet. Ausgehend von der aktuellen Fragestellung handelt es sich bei unserer Fragestellung bzw. Problem um ein Such- und ein Gestaltproblem. Zur methodischen Analyse dieser beiden Probleme wurde zuerst das Suchproblem behandelt. Hierbei stellte sich die Frage, was für Möglichkeiten zur Umsetzung einer Innovationswerksatt im Gesundheitsbereich existieren? Für die erste Sammlung und Gedankliche Fixierung auf die Fragestellung wurde eine simple Methode gewählt. Die Generierung erster Ideen und Gedanken ist durch die Methode des *Brainwritings* erzielt worden. Hierdurch konnten erste Gedanken der Gruppenmitglieder aufgenommen und eine kreative Stimmung erzeugt werden. Die interessantesten Ideen wurden dokumentiert und auf einen Whiteboard notiert. Durch anschließende Anwendung der *635 Methode* wurden im nächsten Schritt viele weitere Ideen gesammelt. Diese Methode eignet sich besonders für die einfache und schnelle Generierung von Ideen. Es erfolgt hierbei keine direkte Bewertung der Ideen, sondern lediglich eine Sammlung. Sie eignet sich für die systematische Weiterentwicklung der Ideen, welche bereits aus einem vorangegangenen Brainstorming/-writing generiert wurden. Die Durchführung erfolgte leicht abgeändert, da wir die Technik auf die Gruppengröße von 4 Personen angepasst haben. Diese Abwandlung hatte keinen negativen Einfluss auf die Ergebnisse. Nachdem mit Hilfe der Kreativitätstechniken das Suchproblem gelöst wurde, ergab sich im Anschluss die nächste Fragestellung.

Das Hieraus resultierende Gestaltproblem bestand in der Frage des Aufbaus. Wie ist das Konzept aufgebaut und welche Bestandteile existieren? Durch den erneuten Einsatz von Brainstorming konnten die ersten Ideen generiert werden. Im Anschluss wurden die besten Ideen noch mal durch Brainwriting aufgegriffen und auf einen Whiteboard gesammelt und festgehalten. Hierbei entstanden die Strukturen des Konzeptes und der Grundaufbau des Modells. Im Kern kristallisierte sich dadurch die Boxenstop-Methode heraus, diese wird im nächsten Kapitel erläutert. Ergänzend zu dieser Kernmethode entstand die detaillierte Ausarbeitung weiterer Module und Elemente. So wurde die Grundidee sukzessive weiterentwickelt. Durch regelmäßiges Feedback zu den einzelnen Arbeitsschritten, war es möglich kurzfristig auf Änderungen und neue Ideen zu reagieren. Diese wurden stets in der Gruppe diskutiert und demokratisch abgestimmt. Durch das systematische Vorgehen bei der Erarbeitung wurde eine effiziente Arbeitsweise des Teams ermöglicht. (Schlicksupp, 2004)

Als Form der Präsentation und Erläuterung unserer Ergebnisse wählten wir eine spezielle Darstellungsform. Durch den von uns eingesetzten Methodenmix wollten wir eine abwechslungsreiche und aktive Präsentation unserer Ergebnisse ermöglichen. Diese Art der Darstellung ermöglichte uns die Simulation eines Elevator Pitches. Hierbei kombinierten wir die klassische Powerpointpräsentation mit einen Rollenspiel. In diesem wurde eine Aufzugfahrt nachgestellt, in der die wichtigsten Fakten unseres Konzeptes vermittelt wurden. Im Anschluss wurden die weiteren Inhalte durch Folien visualisiert und im Rollenspiel verständlich formuliert. Das von uns entwickelte Schaubild diente als Präsentationsgrundlage und wurde Schrittweise dargestellt. Somit wurde dem Publikum ein Einblick in den Ablauf und das Konzept vermittelt.

4 Beschreibung von Inno 360°

Der Gedanke von Inno 360° ist eine Beratung, die sich speziell auf die komplexen Probleme im Gesundheitswesen spezialisiert hat. Anders als in den meisten Gebieten der Produktion herrscht im Gesundheitswesen ein hoher Grad an Flexibilität und Unvorhersehbarkeit. Zu der hohen zeitlichen Unsicherheit kommt eine erhöhte Komplexität und gegenseitige Abhängigkeit der einzelnen Komponenten. Dieser gesteigerten Varianz im System kann nur durch einen schnellen, dynamischen und ganzheitlichen Umgang mit den Fragestellungen Rechnung getragen werden. Üblicherweise übersteigern diese Anforderungen allerdings die zeitlichen und fachlichen Möglichkeiten des einzelnen Beteiligten. Das Konzept von Inno 360° ist daher eine Plattform, die das notwendige Know-how zur erfolgreichen Aufgabenbewältigung zusammenführt. Im Mittelpunkt der Arbeit stehen vor allem zwei Erkenntnisse. Zum einen scheitern viele Projekte aus Innovationslaboren an der Implementierung der Ergebnisse. Die an sich wertvollen Ideen werden dann nur wiederwillig, unvollständig oder kurzzeitig in den Alltagsablauf integriert. Daher hat sich Inno 360° diesen Stolperstein zur expliziten Aufgabe gemacht und die Umsetzung der Lösung ist genauso Teil der Beratung wie die Problemanalyse und Lösungsfindung. Der zweite Kernfaktor schließt an diesen Punkt an. Da gerade im Gesundheitssystem ein hoher Zeitdruck herrscht, wird die Nutzung eines Innovationslabors oftmals mit einer zusätzlichen Belastung assoziiert. Diesem durchaus gerechtfertigten Vorurteil möchte Inno 360° mit einer Rundumversorgung entgegenwirken die voll und ganz auf die Bedürfnisse der Beteiligten ausgelegt ist. Diese „Boxenstop –Methode" wird im Weiteren noch einmal im Detail erörtert. Ein weiterer Punkt der den Kunden in den Fokus stellt ist die örtliche Flexibilität des Innovationslabors. So besteht einerseits die Möglichkeit, dass die Problemstellungen eines Kunden in den Räumlichkeiten des Innovationslabors bearbeitet werden.

Ist dies ein zu hoher zeitlicher Aufwand für den Kunden können alle benötigten Ressourcen auch vor Ort zur Verfügung gestellt werden. Dies ist vor allem auch dann sinnvoll, wenn die Lösung mit vielen Beteiligten erarbeitet wird oder ortsabhängig ist. Zusätzlich wird natürlich von allen Wegen der virtuellen Kommunikation Gebrauch gemacht.

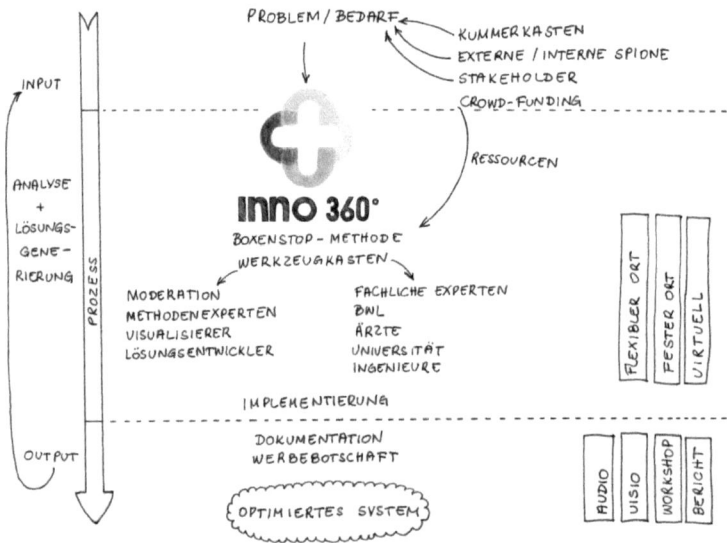

Abbildung 4-1 Überblick über das Konzept des Innovationslabors

In Abbildung 4-1 Überblick über das Konzept des Innovationslabors Abbildung 4-1 ist das Grundkonzept des Innovationslabors dargestellt. Der Wirkprozess des Labors beginnt mit dem Input. Der Bedarf an der Arbeit des Labors wird hier durch die Zusammenarbeit mit Stakeholdern erkannt. Außerdem werden ein Kummerkastensystem und der Einsatz von Personen, die eine Prozessanalyse durchführen zur Problemsuche verwendet. Die Personen, in der Abbildung als „Spione" benannt, können aus dem Betrieb oder von Außerhalb kommen. Ebenfalls zum Input gehört die spezielle Art der Finanzierung, auf die in Kapitel 4.3 näher eingegangen wird.

Für die Analyse und Lösungsgenerierung verwendet das Labor mit unterschiedlichen örtlichen Modalitäten die Boxenstop-Methode, die ausführlich in Kapitel 4.1 besprochen wird.

Nach der Implementierung stehen als Output neben dem optimierten System eine Dokumentation und eine Werbebotschaft, die wiederum neuen Input liefert. Das Ergebnis kann in verschiedenen Formen vorliegen. Eine audiovisuelle Form ist ebenso denkbar wie ein Workshop oder ein Bericht.

4.1 Boxenstop- Methode

Wie bereits erwähnt sind die zu bearbeitenden Fragestellungen und Lösungsansätze komplex und der einzelne Beteiligte kann immer nur über ein ausschnitthaftes, spezifisches Situationsbewusstsein verfügen. Zudem ist der Zeit- und Kostendruck hoch. Es besteht so die Gefahr, dass die Komplexität der Situation einen hemmenden Einfluss auf die Lösungsfindung hat oder die Bereitschaft überhaupt nach neuen Lösungen zu suchen zurückgeht. Um diesem Einfluss entgegen zu wirken bietet Inno 360° eine Rundumversorgung an und kann für den einzelnen Beteiligten die Komplexität so weitestgehend minimieren. Das Prinzip der Rundumversorgung bedeutet, dass ähnlich wie bei einem Boxenstopp lediglich ein Problem in „ die Box" gebracht wird. Es ist dann Aufgabe von Inno 360° die entsprechenden Werkzeuge zur Bearbeitung dieses Problems bereit zu stellen. Dies geschieht in Form von fachlichem und methodischem Wissen. Das bedeutet zum einen, dass Expertenwissen und methodisches Vorgehen auf jede Fragestellung situativ angepasst werden. Zum anderen ermöglicht diese Vorgehensweise vollen Service und größtmöglichen Komfort für die Beteiligten.

4.2 Werkzeugkasten

Der Werkzeugkasten ist ein elementarer Teil der Arbeitsweise bei Inno 360°. Um eine Rundumversorgung zu gewährleisten steht wie in einem Werkzeugkasten ein breites Angebot an verschiedene Tools zur Verfügung. Die einzelnen „Werkzeuge" können dann der Aufgabe entsprechend angewandt werden. Hierbei wird zwischen Elementen zum methodischen Vorgehen und Expertenwissen unterschieden.

4.2.1 Methodisches Wissen

Generell unterscheidet sich die methodische Herangehensweise bei den einzelnen Arbeitsschritten.   Experten entscheiden hierbei entsprechend über die Angemessenheit einer Methode zur Analyse der Situation, zur Bearbeitung der Fragestellung und zur abschließenden Lösungsfindung. In der Praxis bedeutet dies zum Beispiel, dass die Leitung der Treffen von Fachleuten in der Moderation übernommen wird. Zusätzlich steht das benötigte Know-how aus anderen Schwerpunkten zur Verfügung. Zum Beispiel können Graphiker die Teilnehmer dabei unterstützen, Ideen zu visualisieren. Ebenso kann ein Lösungsprozess durch Experten im Bereich der Lösungsentwicklung gefördert werden. Die hierzu verwendeten Methoden lassen sich anhand ihrer Zielformulierung unterscheiden. Gegeben sei eine Übersicht möglicher Methoden:

Methoden die Innovation fördern: Der Bereich der Kreativitätstechniken; zum Beispiel Mind Mapping (Assoziogramm); 635 – Methode, Synektik und viele mehr.

Methoden zur schrittweisen Lösungsgenerierung: Technik – Organisation – Personal - Modell (TOP - Modell), Mensch – Technik – Organisation – Ansatz (MTO - Ansatz), Patient – Arzt/Pflege – Maschine - System (PAMS) und Allgemeines klinisches Modell.

Methoden zur Bewältigung von Komplexizität und zur Problemdarstellung: Task – Process – Task – Method (TaPTa), System Engineering und Vernetztes Denken.

Methoden zur Qualitätskontrolle: Clinical Information Process Units (CIPU) und Sechs-Ebenen Modell.

4.2.2 Fachliches Wissen

Um Expertenwissen auf dem aktuellen Stand der Forschung und Wirtschaft zur Verfügung zu haben arbeitet Inno 360° eng mit Universitäten, Forschungsinstitutionen und Wirtschaftsvertretern aus dem Gesundheitswesen und anderen Disziplinen zusammen. Generell werden Experten über den Bearbeitungszeitraum einer Fragestellung akquiriert. Ähnlich dem methodischen Vorgehen wird so auch das benötigte Fachwissen der Ausgangssituation angepasst. Mögliche Experten bilden zum Beispiel Ärzte oder Pflegepersonal, Betriebswirtschaftler, Medizintechniker und Psychologen.

4.2.3 Dokumentation

Die Dokumentation der erarbeiteten Ergebnisse ist ein sehr wichtiger Teil im Arbeitsprozess und bildet weit mehr als nur den klassischen Abschluss eines Projektes. Die Dokumentation erfüllt zwei zentrale Aufgaben: Einerseits ist sie ein wichtiger Baustein für eine erfolgreiche Implementierung. Die Ergebnisse des Projektes müssen verbreitet und an alle Betroffenen kommuniziert werden. Dazu sollten sie so anschaulich und ansprechend wie möglich gestaltet werden. Das heißt, Ziel eines Projektabschlusses ist nicht ein mehrseitiger Bericht der als zusätzliche Arbeitsbelastung durchgearbeitet werden muss. Vielmehr sollen die Ergebnisse und die vorrangegangene Arbeit greifbar, umsetzbar und attraktiv dargestellt werden. Dies geschieht vor allem durch die kreative Nutzung verschiedener Medien. Möglichkeiten zur Dokumentation sind hierbei Kurzfilme, Audioaufnahmen, Comics, Kalender, Themenworkshops, Aufkleber, Aufführungen, und Weiteres wobei der Kreativität hier keine Grenzen gesetzt sind. Wichtig ist, dass die erarbeiteten Informationen einfach und klar kommuniziert werden, die Beteiligten Spaß an der Informationsaufnahme haben und die Dokumentation so angelegt ist, das eine nachhaltige und langfristige Implementierung unterstützt wird.

Die zweite Aufgabe der Dokumentation ist die Werbe- oder Selbstwirkung. Die gesamte Arbeitsweise des Innovationslabores ist als Prozess angelegt. Dabei bildet der Output (in Form einer Dokumentation und der erfolgreichen Veränderung im System) gleichzeitig den Anstoß um neuen Input zu generieren. So soll beispielsweise die gelungene Implementierung eines neuen Schichtsystems dazu führen, dass Beteiligte die Hilfe von Inno 360° auch für andere Fragestellungen in Anspruch nehmen wollen.

4.3 Informationsbeschaffung und Finanzierung

Bislang wurde noch nicht weiter verdeutlicht auf welche Art und Weise die Fragestellungen oder Probleme der Beteiligten zu Inno 360° gelangen. Beruhend auf der Erkenntnis, dass die Partizipation zu einer höheren Akzeptanz und Integration von neuen Ideen führt ist Inno 360° bemüht, möglichst viele Parteien bei der Auswahl der zu bearbeitenden Probleme einzubinden. Dies geschieht durch einen „Kummerkasten" der in der Klinik angebracht wird. Hier kann *jeder* Beteiligter im System Themenvorschläge einbringen mit denen er sich gerne in einem Projet beschäftigen würde. Die Vorauswahl des Themas wird dann durch Inno 360° vorgenommen. Ein wichtiges Kriterium bei der Auswahl des Themas ist die Häufigkeit der Nennung wobei diese relativ an der Anzahl an Personen einer „Interessensgruppe" gemessen werden muss (da es beispielsweise sehr viel mehr Besucher als Oberärzte gibt sollte dies natürlich berücksichtigt werden). Ein zweites Kriterium ist die Anzahl der Interessengruppen die ein Thema als relevant erachten. So ist es etwa sinnvoller die „Besucherzeiträume" als Thema aufzugreifen wenn

15

dies sowohl von den Besuchern als auch vom Pflegepersonal oder dem Personal der Kantine erwünscht ist.

Neben dem „Kummerkasten" ist eine zweite Möglichkeit der Informationsbeschaffung die Beobachtung durch „Spione". Hierzu können entweder externe Personen eingesetzt werden die speziell darauf achten, Reibungspunkte und kritische Situationen im Ablauf zu identifizieren. Alternativ kann diese Aufgabe auch internen Personen zugeordnet werden die dann die Aufgabe erhalten, ihr vorhandenes implizites Wissen zu nutzen und die Abläufe so noch einmal kritisch zu durchleuchten und zu beobachten.

Ein weiter wichtiger Aspekt des Innovationslabors ist die Finanzierung. Durch den bereits mehrfach erwähnten hohen Kostendruck im Gesundheitswesen können zusätzliche Ausgaben oft nur durch eine nachvollziehbare Steigerung der Effizienz gerechtfertigt werden. Allerdings ist es oft schwierig dies konkret zu berechnen. Daher schränkt diese finanzielle Gebundenheit die Arbeit und die Auswahl der Themen im Innovationslabor stark ein. Es besteht die Gefahr, dass Maßnahmen die zu sozialen oder psychologischen Verbesserungen führen nicht realisiert werden können. Inno 360° Grad versucht daher die Kosten für das Krankenhaus so gering wie möglich zu halten, so das alle Themen unabhängig ihres Refinanzierungsgrades ausgewählt werden könne. Anders als herkömmliche Consultingfirmen arbeitet Inno 360° daher mit Ressourcen aus dem Crowed- Funding. Es geht dabei explizit um die Bereitstellung von Ressourcen und nicht um die Akquise finanzieller Mittel. So können Universitäten oder Unternehmen und auch das Krankenhaus selbst Ressourcen wie Räumlichkeiten und Arbeitsmaterialien bereitstellen. Aber auch explizit die Mitarbeit von Experten, Studenten oder Interessierten wird gefördert. Das Interesse externe Einrichtungen sich an den Projekten zu beteiligen liegt dann in den Lösungen die durch die interdisziplinäre Arbeit generiert werden. So sind etwa Lösungsansätze zur Arbeitszeitgestaltung für viele Betreibe von Interesse. Universtäten und Studenten haben die Möglichkeit einen konkreten Praxisbezug herzustellen und Hersteller können so auf Lösungen in der Produktentwicklung aufmerksam machen. Das Prinzip ist, dass alle Beteiligten die ein Interesse an einer Fragestellung haben nach ihren Möglichkeiten dazu betragen und so eine Arbeit entsteht die von reziprokem Lernen und Kooperation geprägt ist.

5 Diskussion

Die Aufgabe, das Konzept eines Innovationslabors zu entwickeln, welches die facettenreiche Gesundheitswirtschaft und dessen zahlreichen Steakholder gleichermaßen berücksichtigt, stellte eine schwierige Herausforderung dar. Zunächst wurde in einigen Treffen versucht die Komplexität des Themas einzugrenzen. Durch Brainstorming, Diskussionen und dem Zusammentragen von Informationen wurde Zugang zur Materie geschaffen. Es kristallisierten sich erste Fragestellungen und kritische Faktoren heraus, aus denen resultierend sich die Ideen für das weitere Vorgehen formten. Einer der am meisten diskutierten Aspekte innerhalb der Arbeitsgruppe war die Notwendigkeit einer nachhaltigen Wirtschaftlichkeit der Idee. Geprägt von den Debatten um die Finanzierung des Gesundheitssystems, dem demographischen Wandel und seinen damit verbundenen Problemen für die kommenden Dekaden, erschien es sinnvoll hier den Fokus zu legen. Die Idee funktioniere also nur, wenn die Kosten transparent und möglichst gering gehalten werden.

Auf dieser Grundlage fiel die Entscheidung für einen modularen Aufbau des Innovationslabors Inno 360. Die flexible Struktur des Unternehmensermöglicht es einerseits, auf jede Problemstellung individuell zu reagieren. Andererseits wird so eine optimale Nutzung aller Ressourcen möglich, da der Anteil an fixen Kosten möglichst gering gehalten wird und Ressourcen nur entsprechend nach Bedarf verwendet werden.

Teil des Ansatzes ist dabei natürlich auch die fortlaufende Optimierung. Ziel ist es einen dynamischen Optimierungsprozess zu erhalten, in dem Ressourcen und Module stetig verbessert werden und im Hinblick auf Effizienz und Qualität angepasst werden. Hierfür sind Feedbackschleifen ein sinnvolles Instrument, um Leistungen zu evaluieren und ggf. zu optimieren. Das System lernt also stetig durch seine eigene Anwendung dazu und entwickelt sich somit ständig weiter.

Insgesamt ist mit dem Konzept von Inno 360° der Entwurf eines Innovationslabors entstanden, dass der aktuellen Situation im Gesundheitswesen Rechnung tragen kann. Die Konzeption des Labors greift die Komplexität der Problemstellungen auf, integriert Kompetenz und Aktualität, beruht auf Partizipation und findet nicht zuletzt eine realisierbare Möglichkeit der Finanzierung. Durch eine effiziente Gestaltung der

Prozesse werden die Ärzte und Pfleger direkt entlastet, wobei die Prozessoptimierung selbst, durch das Boxenstop-System, keine zusätzliche Belastung für das Personal darstellt. Das modulare System ermöglicht es, dass die medizinischen Mitarbeiter von der Problemfindungs- und Lösungsphase nicht beansprucht werden. Ist ein partizipativer Ansatz jedoch gewünscht, so kann auch dieser Innerhalb vom Innovationslabor realisiert werden.

Das Problem der begrenzten Finanzierung für strategische Personalmaßnahmen kann durch das Crowd-Funding-Konzept mit Ressourcen nivelliert werden.

Das modulare System erlaubt es sich individuell auf die Probleme einer Station oder eines Krankenhauses einzustellen. Je nach dem welche Art von Problemen in welchen Teams auftreten werden die richtigen „Werkzeuge" der Boxenstop-Methode verwendet und die geeignetsten Fachleute zu rate gezogen.

6 Literaturverzeichnis

Ärzteblatt (2012): Wirtschaftliche Lage der Krankenhäuser verschlechtert. Online verfügbar unter http://www.aerzteblatt.de/nachrichten/50519/Wirtschaftliche-Lage-der-Krankenhaeuser-verschlechtert, zuletzt aktualisiert am 14.06.2012, zuletzt geprüft am 31.03.2013.

Bartholomeyczik, S.; Donath, E.; Schmidt, S.; Rieger, M. A.; Berger, E.; Wittich, A.; Dieterle, W. E. (2008): Arbeitsbedingungen im Krankenhaus. 1. Aufl. Dortmund: Bundesanstalt für Arbeitsschutz und Arbeitsmedizin.

Eiff v., W. (2003): Der Kampf ums Personal hat begonnen - Personalmanagement wird zum erfolgsfaktor im Krankenhaus. In: Krankenhaus-Umschau 72 (8), S. 684–686.

Fischer, S.; Zimmermann, A. (2013): Executive Summary der Studie Recruitment in Krankenhäusern. Eine Analyse der Recruiting Aktivitäten in deutschan Krankenhäusern. TDS Institut für Personalforschung, Hochschule Pforzheim.

Fuchs, T. (2008): Arbeitsqualität aus Sicht von Krankenpfleger/innen. Hg. v. Ver.di. Internationales Institut für empirische Sozialökonomie.

Hibbleler, B. (2011): Ärzte und Pflegekräfte: Ein chronischer Konflikt. In: Deutsches Ärzteblatt 108 (41).

Jung, K. (2009): Krankenhäuser brauchen eine integrierte Personalentwicklung. Dissertation. Leuphana Universität Lüneburg, Lüneburg.

Reichert, M. (2000): Prozessmanagement im Krankenhaus - Nutzen, Anforderungen und Visionen. In: Das Krankenhaus 92 (11), S. 903–909.

Rosta, J. (2007): Arbeitszeit der Krankenhausärzte in Deutschland. In: Deutsches Ärzteblatt 104 (36).

Rupp, T. (2009): In 40 Sekunden auf den Punkt. Über den Sinn und Zweck eines Elevator Pitch. In: Strategie Report (8), S. 5–6, zuletzt geprüft am 27.03.2013.

Schmidt, C. E.; Gerbershagen, M. U.; Salehin, J.; Weiß, M.; Schmidt, K.; Wolff, F.; Wappler, F. (2011): Von der Personalverwaltung zur Personalentwicklung.

"Demographic risk management" in Krankenhäusern. In: Der Anästhesist (6), S. 507–516.